SYNDROMES ÉPISODIQUES ATYPIQUES

CHEZ TROIS DÉGÉNÉRÉS

PAR

Le Docteur M. AMELINE

SYNDROMES
ÉPISODIQUES ATYPIQUES
CHEZ
TROIS DÉGÉNÉRÉS

On sait quels sont, d'après **M**. Magnan, les caractères des obsessions, impulsions, etc. La résistance du malade à l'idée obsédante accompagnée d'angoisse, en est un symptôme essentiel. La même angoisse avec sueurs, malaises, se produit si l'impulsion ne peut s'accomplir pour des raisons extérieures au malade aussi bien que si c'est le malade lui-même qui trouve en lui-même des motifs de résistance.

Or, dans deux des observations suivantes, si différentes entre elles quant à la nature des impulsions morbides, se trouve un caractère commun : l'impulsion est toujours irrésistible, mais le malade n'a jamais éprouvé de lui-même le besoin de résister, il trouve son acte absurde, il en convient avec le médecin qui lui fait des remontrances ; il le sait obscène pour l'un, familier pour l'autre, dangereux à divers points de vue pour tous les deux, malgré cela ils accomplissent sans ombre de volonté inhibitrice des impulsions morbides. De plus, chez tous deux, quand l'impulsion n'a pu être accomplie, aucune sensation d'angoisse n'apparaît : l'impulsion n'a pas été accomplie, voilà tout pour l'homme. Pour la femme, les impulsions sont si rapides, changeantes, qu'elles sont remplacées au fur et à mesure les unes par les autres, et, en somme, la résistance n'est jamais de longue durée. En ces deux malades il convient de signaler toutefois que l'état des facultés intellectuelles n'est pas très bon. Tous les deux sont affaiblis : l'une est apathique malgré sa dépression mélancolique, indifférente à son internement comme à sa sortie de l'asile ; l'autre semble n'avoir jamais eu de pensée morale au sujet de ses actes ; il n'en a guère honte et s'il se cache ou se retient, c'est la peur du gendarme, du gardien de la paix qui l'arrête.

Chez tous les deux l'affaiblissement des sentiments et de la moralité est certainement plus marquée que la démence où la débilité mentale.

OBSERVATION I

Tous... entre à l'admission de Sainte-Anne le 19 février 1899.

Dégénéré avec impulsions morbides : exhibitionniste ; aboulie ; malade peu intelligent.

Se promène le pantalon ouvert et le pardessus fermé ; dès qu'une femme va le croiser, il entr'ouvre brusquement son pardessus.

Il faut que la femme le regarde, bien entendu, dit-il, mais il n'a pas le temps d'entrer en érection : n'a pas le désir de coïter. Tandis qu'il ne couche qu'avec des femmes qui lui plaisent, la qualité de la femme lui importe peu pour s'exhiber à elle.

« Du reste, ajoute-t-il, ce n'est pas là le moyen de séduire une femme que de faire ce que je fais. »

Cela lui fait plaisir qu'on le regarde s'exhibant, c'est pour qu'une femme s'occupe de lui.

Il a presque autant de plaisir à s'exhiber qu'à accomplir l'acte sexuel.

Sur le moment, ne pense qu'à ce qu'il va faire : mais en cas il s'en empêche facilement. Cela ne lui cause aucune angoisse : « Je peux me retenir devant un gardien, je ne le fais pas et voilà tout ». Cela l'ennuie un peu sur le moment d'avoir résisté, mais après il est plutôt content : jamais l'empêchement d'exhibition ne l'a empêché de manger avec appétit sitôt après.

Il a des érections en rêvant et en pensant à des femmes.

La vue de statues nues ou de tableaux ne l'incite à rien.

Nie toute inversion et toute perversion autre que l'exhibition.

Il lui est arrivé de se masturber de loin devant une femme qui pouvait l'apercevoir.

Resté dans le service jusqu'en octobre. A ce moment on s'occupe de sa sortie : on lui permet de se promener dans les jardins de l'asile pour l'éprouver ; mais à la fin d'octobre se cache dans un massif pendant que des jeunes filles jouent au tennis dans le voisinage. Il attend que le ballon s'égare dans le massif, prêt à se découvrir dès qu'une jeune fille viendra chercher le ballon : ce qui se produit.

En somme, ce qu'il y a de plus caractéristique chez ce malade, c'est qu'il ne lutte point contre l'obsession. Il est probable que de lui-même il n'a jamais résisté et que c'est par empêchement ou peur qu'il a eu des résistances. Jamais il n'a eu d'angoisse comme d'autres dégénérés.

OBSERVATION II

C. Marie, femme L., 53 ans, entre à Sainte-Anne le 3 avril 1896 (Service du Dʳ Bouchereau.).

A. H. Sa mère était d'une piété superstitieuse exagérée.

Le mari ne sait rien de plus : La malade dit qu'il n'y a rien.

A. P. Pendant son enfance, serait restée six mois sans dormir, agitée à tel point qu'on fut obligé de lui donner une garde pour la surveiller.

Mariée de bonne heure a eu deux enfants morts en bas âge.

De nombreux deuils sont venus exagérer son chagrin : frère, puis, il y a trois ans, sa mère. Depuis, elle se sent très isolée. Ménopause il y a un an. Le début de l'affection actuelle semble remonter à cette époque.

Pas d'hystérie, d'épilepsie, ni crises, ni évanouissements. Intelligence au-dessus de la moyenne. Sentimentalité exagérée. Quand elle lit un fait divers dans les journaux il lui semble être à la place des gens et elle souffre comme s'il s'agissait d'elle.

Il y a un an environ sont apparues assez brusquement des obsessions et impulsions dont la malade avait parfaitement conscience et auxquelles il lui était absolument impossible de résister.

Elle sortait de son appartement et allait sauter les marches de l'escalier, par exemple. Ou bien encore dès qu'elle entendait une voiture il lui fallait ouvrir la fenêtre ; la voiture passée, elle refermait la fenêtre.

Quand elle sortait dans la rue au bras de son mari, elle le lâchait brusquement, traversait la chaussée sans motifs; allait se jeter au devant des voitures.

N'a pas eu d'idées de suicide. Entre à l'asile consentante et pour faire plaisir à son mari qui veut la faire soigner.

Certificat du D\ Seglas : Impulsions conscientes et irrésistibles. Ces impressions se renouvellent fréquemment; plusieurs fois par jour, la poussent à accomplir les actes les plus bizarres, sans motif aucun, malgré sa volonté, sans qu'elle puisse résister : « C'est, dit-elle, comme une force supérieure » qui la pousse et à laquelle elle est contrainte d'obéir.

E. A. En effet, cette malade qui, cependant, présente un peu d'affaiblissement intellectuel, répond correctement et explique, détaille ce qu'elle est obligée de faire.

Mais pendant l'interrogatoire, elle ne reste pas longtemps sans satisfaire une impulsion : Elle touche le papier, le porte-plume du médecin, la barbe, un bouton d'habit, etc., et chaque fois reprend ensuite une attitude normale.

Laissée libre, elle se jette à genoux, saute sur les bancs, sur le seuil des portes, les marches. Quand elle est à table, se renverse en arrière sur le plancher sans chercher à se retenir ; tous ces mouvements sont brusques et se produisent au milieu des actes ordinaires, conversation, promenade, etc. Puis, ses bras jouent leur rôle à leur tour, s'étendent, la main touche légèrement n'importe quoi. « Je ne peux m'en empêcher », se contente de dire la malade quand on lui demande des explications sur ses bizarreries continuelles qui lui causent parfois des contusions, quand elle saute maladroitement et qu'on n'a pas le temps d'accourir pour la soutenir ou la retenir. Appétit médiocre. Santé physique satisfaisante pendant tout son séjour dans le service.

Jamais il ne lui est venu à l'idée de lutter sérieusement, elle a parfaitement conscience de l'absurdité, de l'incohérence de ses actes : mais jamais ne résiste et ne cherche à empêcher leur exécution.

Pas d'hallucinations ni troubles sensoriels.

Pas de délire.

Elle sort au bout de quelques mois, le 24 septembre, reprise par son mari.

Son amélioration est bien légère, concernant un véritable délire des actes.

Elle ne manifeste aucune joie à la pensée de retourner en liberté auprès de son mari, comme d'ailleurs elle s'est montrée indifférente lors de son internement.

—

L'absence de phénomènes émotifs et aussi l'abandon aux impulsions devenues une sorte d'habitude faisant, comme on l'a dit, partie intégrante de la mentalité ont existé, dans les deux cas précédents, dès le début, pour ainsi dire, des accidents pathologiques. Or, ce n'est généralement qu'à la longue que les obsédés ordinaires se résignent ainsi à accepter leur maladie comme une infirmité irrémédiable, habituelle et contre laquelle la raison ne lutte plus.

Donc, dès le début de leur affection, les deux malades cités précédemment se présentent comme de vieux syndromiques. La raison, pour l'homme, en est que, dégénéré profond, c'est un débile intellectuel aussi bien que moral. Quant à la femme, c'est l'involution sénile qui est en cause : on sait que Magnan considère comme équivalent à celle de la dégénérescence héréditaire la prédisposition due à la sénilité. De plus, cette malade a été de tout temps une déséquilibrée.

L'affaiblissement des facultés congénitale aussi bien que sénile produit donc une sorte de vieillissement de la maladie s'ajoutant à la prédisposition préalable.

C'est ainsi que, comme le dit Schuele, nos malades ont pu accepter l'idée obsédante et lui laisser prendre place au milieu de leurs autres pensées. Ainsi, la séparation disparaît entre l'obsession et l'état délirant véritable.

C'est sur cette donnée que se base la conception, à notre sens légitime, des syndromes épisodiques des dégénérés (héréditaires ou séniles) comme une « monomanie abortive » pour Spitzka ou une « paranoïa rudimentaire » pour Arndt et aussi Morselli.

L'observation qui suit montre un exemple, analogue à ceux bien connus, de liaison intime entre l'obsession (sensation obsédante) et un délire mélancolique caractérisé.

Observation III

Mir..., âgé de 49 ans, entré à l'Admission vers le début de juin 1899, a tenté de se suicider en se portant plusieurs coups de couteau à la gorge, sans, d'ailleurs, se blesser grièvement.

Placé à l'alitement, il se présente dans un état d'anxiété extrême, très réticent sur les choses abominables dont il se serait rendu coupable, guettant la porte de la salle par où l'on va venir le chercher pour le conduire au châtiment, cherchant à fuir et tremblant au moindre bruit extérieur.

M... raconte qu'il s'est adonné à l'onanisme autrefois, qu'il a eu de la spermatorrhée pendant son service militaire, qu'il est habituellement facile à énerver. Enfin, qu'il a eu toujours beaucoup d'idées noires et d'idées de suicide.

M... prétend avoir les seins grossis, qu'il ressent des douleurs épouvantables dans la région du cœur et de la poitrine. Il se plaint de sentir sur le gland comme des pointes de feu et de l'humidité. « C'est une véritable torture ! » s'écrie-t-il.

Vu l'état d'agitation et d'angoisse du malade, il est extrêmement difficile d'en tirer autre chose tout d'abord, mais le lendemain, 8 juin, M... est plus confiant, quoique aussi angoissé qu'auparavant.

Il est désespéré, c'est le plus grand criminel ; il n'y a pas de mot au monde pour le qualifier. Le médecin se salit en le touchant : on ne doit pas l'appeler Monsieur. Ce n'est plus un homme, il est même au-dessous des animaux. Ce n'est pas un crime seulement qu'il a commis, mais une quantité de crimes épouvantables. C'est affreux : on va venir le chercher menottes aux mains... C'est une maladie épouvantable qui est encore aggravée parce qu'il est forcé de se dénoncer lui-même... Il a violé une petite fille, finit-il par dire après toutes sortes d'hésitations et de plaintes, de gémissements, de désolations pendant lesquelles reviennent à tout bout de champ des phrases entrecoupées dans le genre des précédentes et où dominent les mots : épouvantable, affreux, crimes, etc... Ce n'est pas la seule petite fille... des petits garçons aussi... de dix ans. — « Je les caressais. — C'est atroce de dire cela, ce n'est pas vrai, pourtant. Mais je suis obligé de le faire pour faire passer ces douleurs épouvantables que j'ai dans le gland et les seins : des piqûres dans le gland qui est mort — alors en m'accusant, je les fais passer pour quelque temps ». — « L'onanisme est une maladie épouvantable ! »

Il faut que M... s'accuse en lui-même de crimes imaginaires, autrement il a des malaises, de l'angoisse mais point de sueurs, de tremblements. Il ne cherche point à résister à cette idée obsédante de s'accuser, il le voudrait un peu, car on va venir le chercher, mais il faut y céder, car cela le soulage.

Légèrement calmé au bout de quelques jours, il est transféré dans un autre service.

—

En résumé, entre les obsédés vrais et les délirants ordinaires, nos deux premières observations marquent un premier degré de transition, tandis que la dernière observation en marque un second plus accentué.

Saint-Amand (Cher). — Imprimerie Bussière.